AF311649

DU

# FŒTICIDE

## MÉDICAL

PAR

Le Baron F. DUNOT de SAINT-MACLOU

Avec des Lettres approbatives de Monseigneur Didiot, Évêque de Bayeux et Lisieux
et du R. P. Debreyne.

Insontem et justum non occides
(Exod. XXIII, 7.)

CAEN

LIBRAIRIE DE CHÉNEL, ÉDITEUR

Pont Saint-Pierre, 16

PARIS
ASSELIN, successeur de LABÉ
Place de l'École-de-Médecine

PARIS
DILLET, LIBRAIRE
Rue de Sèvres, 15

1869

# FOETICIDE MÉDICAL

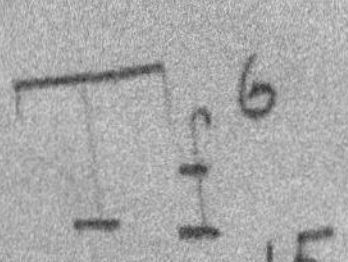

# DU

# FŒTICIDE MÉDICAL

PAR

### Le Baron F. DUNOT de SAINT-MACLOU

Avec des lettres approbatives de Monseigneur Didiot, Évêque de Bayeux et Lisieux
et du R. P. Debreyne

Insontem et justum non occides.
(Exod. XXIII, 7.)

## CAEN
### LIBRAIRIE DE CHENEL, ÉDITEUR
Pont Saint-Pierre, 16

—

1860

CAEN. IMPRIMERIE RELIGIEUSE DE V. PAGNY

27. Rue Froide. 27

---

Bayeux, le 19 août 1860.

MONSIEUR LE BARON,

J'ai fait lire et j'ai lu moi-même le manuscrit ayant
pour titre : *Du Fœticide médical*, que vous avez eu la religieuse déférence de soumettre à mon examen ; et je suis
heureux de donner à votre travail une approbation sans
réserves. En prenant la théologie catholique pour guide
dans la question si délicate et si grave qui fait la matière
de votre opuscule, vous offrez à la médecine un flam-
beau qui éclaire plus sûrement que le raisonnement
humain, et vous la prémunissez contre une pratique
cruelle dont une sensibilité exagérée pourrait seule lui
dissimuler le crime. La saine raison, en effet, toujours
d'accord, quand on l'écoute dans le calme de toute pas-
sion, avec l'enseignement religieux, souscrit à ce grand
axiome de la loi éternelle formulé par saint Paul, et que
vous exposez dans le cours de votre discussion avec la

plus parfaite orthodoxie ; *non sunt facienda mala ut eveniant bona :* ce qui est mal ne doit pas être un moyen, aucun but ne peut en justifier l'emploi. Le médecin, digne de sa noble profession, peut être réduit à la douloureuse nécessité de laisser mourir ; il ne se croira jamais le droit de tuer.

Vous avez donc fait, Monsieur le Baron, une action digne d'éloges en élevant la voix, avec la double autorité de la foi et de la science, contre des maximes qu'il serait souverainement dangereux de laisser s'accréditer. Pour quiconque sait réfléchir, ce n'est pas un des moindres titres de la Religion à la reconnaissance publique que le soin jaloux, on pourrait mieux dire, le respect profond dont elle entoure la vie humaine à peine formée ; ainsi que la sévérité inflexible avec laquelle elle proscrit tout ce qui pourrait faire dévier de ses tendances providentielles la loi fondamentale de l'humanité.

Je fais les vœux les plus ardents pour que votre honorable tentative ait le succès qu'elle mérite ; ce sera un pas heureux vers ce but si désirable d'un entier rapprochement entre l'art de guérir les corps et celui de guérir les âmes, qui ont entre eux des affinités si étroites et peuvent se prêter l'un à l'autre les secours les plus efficaces.

Recevez, Monsieur le Baron, l'assurance de mes sentiments distingués.

† CHARLES, *évêque de Bayeux.*

*Lettre adressée à l'auteur par le R. P. DEBREYNE, Docteur en médecine de la Faculté de Paris, ancien professeur particulier de médecine pratique, prêtre et religieux de la Grande-Trappe.*

---

MONSIEUR LE BARON,

Je vous remercie de l'envoi de votre excellente brochure. Je l'ai lue avec le plus vif intérêt et avec d'autant plus de plaisir que vos idées, si justes et si catholiques, sont, depuis longues années, les seules que j'aie pu épouser et approuver.

Je crois que vous êtes tout à fait dans le vrai, que vous avez rendu un grand service à la bonne cause, et qu'enfin vous avez bien mérité de la religion et de la morale publique.

Agréez, Monsieur le Baron, l'expression de mon respect et de ma vive sympathie.

P. DEBREYNE.

I

La question du fœticide médical est de nature à préoccuper vivement tous les bons esprits, et les succès de cette déplorable doctrine ne peuvent que causer une tristesse profonde.

S'appuyant sur l'autorité d'hommes dont le sentiment a beaucoup de valeur dans le monde des médecins, s'entourant de certaines considérations trop facilement acceptées, elle a triomphé par ses envahissements (1). En Angleterre,

(1) Dans son mémoire sur l'*Avortement médical* (1851), M. le D<sup>r</sup> Hubert a écrit ces paroles relatives à l'avortement thérapeutique : « On ne peut donc se le dissimuler, cette manière de voir et de faire (car elle se traduit en pratique) gagne tous les jours du terrain, et elle trouve ses défenseurs parmi les hommes les plus hauts placés dans la science. »

elle est admise ; en Allemagne, en Belgique, en
France, elle emprunte sa force à des noms tels
que ceux de Nægelé, Vanhuevel, Velpeau, P. Dubois, Cazeaux, etc.

C'est contre ce funeste état de choses que
nous venons lutter suivant la mesure de nos
forces. Il nous a semblé qu'il suffirait de faire
briller aux yeux des médecins catholiques, les
clartés d'un enseignement qui est leur guide,
pour qu'ils abandonnassent des opinions auxquelles la Raison religieuse ne peut souscrire.

La vogue de ces opinions est une consé-
quence du rationalisme de notre temps. Et, en
effet, les doctrines médicales, qui se ressentent
toujours plus ou moins des principes philoso-
phiques au milieu desquels elles se forment ou
grandissent (1), ont dû souvent, au $XIX^e$ siècle,
prendre une couleur que leur a appliquée l'é-
cole des libres penseurs. Filles d'une époque

(1) L'esprit de la philosophie régnante dans un pays
y révèle ordinairement le caractère des doctrines médicales dominantes. (DEBREYNE. *Essai analytique et synthé-
tique sur la Doctrine des Éléments morbides.* Introduction

rongée par l'éclectisme, elles se montrent trop fréquemment héritières du mal maternel.

Qu'on ne conclue pas de nos dernières paroles que nous voulons frapper l'éclectisme en général d'une réprobation absolue : notre pensée n'est pas telle.

Bossuet a dit que toute erreur est fondée sur quelque vérité dont on abuse. L'éclectisme anticatholique, celui que nous condamnons, ne fait pas exception à la règle commune. Il vient d'une racine qui plonge dans le vrai, qui donne naissance au vrai, mais dont l'orgueil a eu le funeste secret de faire sortir également le mensonge. En d'autres termes, à côté de l'éclectisme erreur, il y a l'éclectisme vérité.

Nous allons nous expliquer.

L'homme est libre, et Dieu, qui l'a créé tel, veut qu'il puisse exercer licitement sa liberté, même dans le domaine des questions appartenant à l'ordre le plus élevé. En Théologie, comme en Philosophie, comme en Physiologie, il lui concède le terrain des questions libres pour qu'il le défriche et le fasse valoir selon son choix et à son gré. Ici, l'éclectisme est de bon aloi, il est légitime, et nous le saluons comme un de nos nobles priviléges. *In dubiis libertas.*

Mais l'homme, être libre, est aussi un être enseigné. C'est là sa nature, et il ne peut s'y soustraire. Sans enseignement, sa vie morale ne saurait être complète. Dépourvu des connaissances les plus nécessaires, ignorant Dieu, la spiritualité de son âme, toute l'étendue de ses devoirs, ces grandes vérités que sa raison peut démontrer, mais qu'elle chercherait en vain, que serait-il (1)? Plus d'une de nos croyances est tombée de la bouche de notre mère, et l'homme de génie demande à ceux qui l'ont précédé, les bases sur lesquelles il bâtira l'édi-

---

(1) « Quant à ces connaissances *(Dieu, spiritualité et immortalité de l'âme, devoirs clairs et précis qu'a l'homme envers Dieu, etc.),* auxquelles fort improprement on applique le mot d'idées, l'homme....... ne saurait se les former lui-même : il n'en a, comme l'a dit encore saint Thomas, que le besoin et l'instinct confus; il doit les recevoir et il les a reçues par une révélation primitive qui, par le langage et la tradition, a été transmise, s'est propagée et établie dans tout le monde. » (VENTURA, *La Raison philosophique et la Raison catholique.*)

fice de sa gloire. Le monde a besoin que la vérité descende sur lui, et, pour parler le langage
de Platon, « il était nécessaire qu'un maître
vînt du ciel pour instruire l'humanité. »

Or, si ce maître céleste a instruit l'homme,
— et il l'a fait, — à l'homme incombe le devoir
d'écouter et de se soumettre. Sur les points que
la parole éternelle a précisés, la discussion
n'est plus possible ; il faut qu'elle s'arrête là où
enseigne Dieu. — Que penser, donc, de cet éclectisme bâtard en honneur aujourd'hui, qui veut,
enfant d'un délire orgueilleux, prononcer après
la Vérité, et recevoir ou non ses leçons, suivant
les caprices d'une prétendue raison qui n'est
que la folie de l'indépendance ?

Voilà l'égarement qui nous perd, le ver ron-
geur de la société contemporaine ; voilà l'éclectisme que nous repoussons avec énergie ; et
voilà aussi le point de départ du favorable accueil fait aux doctrines fœticides, c'est-à-dire, à
l'*embryotomie* et à l'*avortement provoqué*. Elles
seraient restées sans force, ces doctrines, si,
au lieu de s'en tenir à un examen trop libre,
on avait demandé aux principes de la saine

théologie, une décision sûre et souveraine.

Avant d'aller plus loin, qu'on nous permette une déclaration.

Nous admettons la bonne foi d'un grand nombre de ceux qui se prononcent en faveur des actes que nous qualifions de criminels, et nous pensons n'attaquer chez beaucoup de nos adversaires qu'une erreur matérielle. Du reste, nous sommes l'ennemi seulement des opinions, et dès maintenant nous nous plaçons à l'ombre de ce mot de saint Augustin : *Diligite homines, interficite errores*. Nous espérons qu'il nous abritera et ne laissera arriver jusqu'à nous, que la bienveillance de ceux qui nous liront.

Nous aimons à croire que nous serons utile à quelques médecins catholiques, et que nous parviendrons à les éclairer sur une matière qu'ils connaissent très-imparfaitement au point de vue religieux. Nous avons la douce confiance que, mettant de côté leurs idées préconçues, ils se souviendront pour en profiter, que *Dieu nous a donné des apôtres, des prophètes, des évangélistes, des pasteurs et des docteurs, afin que nous ne soyons pas comme des enfants flottants et emportés à tout vent de doctrines par la malice et l'habileté des hommes qui sèment l'erreur autour de nous* (1).

Enseignés par la parole divine, ils sauront sans difficulté, ce qu'ils doivent penser à l'égard de sujets importants et qui peuvent, parfois, leur présenter tout l'intérêt de la pratique. Ils seront promptement fixés, car, comme le dit saint Léon, on apprend vite à l'école de Dieu : *Ubi Deus magister est, citò discitur quod docetur.*

Quant à ceux qui sont par l'esprit et le cœur, en dehors de l'Église, nous ne pouvons guère désirer que cet opuscule leur vienne entre les mains. Enveloppés dans le manteau de la Raison philosophique, ils seraient malheureusement sourds à la grande voix de la théologie catholique, et nous n'aurions fait que leur donner une occasion nouvelle de se roidir contre des préceptes qui exigent l'obéissance de l'homme.

Une heureuse logique les conduira peut-être un jour, à répudier des actes qui diffèrent seu-

(1) Épître de saint Paul aux Éphésiens, ch. 4, vers. 11 et 14.

lement par le nom ou la forme, de choses qui leur font horreur. Peut-être finiront-ils par reculer devant la pensée que tuer scientifiquement, c'est toujours tuer ; qu'un *craniotome* n'est en réalité qu'un poignard homicide ; que , du moment où frapper à mort un enfant dans son berceau d'osier, est un assassinat, il n'y a pas lieu à voiler sous une désignation moins terrible, l'acte de celui qui immole un pauvre petit être dans cet autre berceau que la Providence nous donne durant nos premiers jours.

Ecoutons M. Cazeaux.

« Le germe reçoit, au moment de la conception, le principe vital, le souffle divin, et il n'est pas possible, sous ce rapport, d'assigner aucune différence entre l'enfant qui vient de naitre et celui qui est encore renfermé dans le sein maternel.......... (1) »

Ces paroles, qui sont celles d'un médecin partisan de l'avortement provoqué et de l'em-

(1) Rapport lu à l'Académie de médecine, le 10 février 1852. — *Journal des Connaissances médico-chirurgicales*, 1852.

bryotomie, doivent, ce nous semble, faire surgir certains doutes au fond de toute conscience honnête, quelque obscurcie qu'elle soit d'ailleurs par de malheureux préjugés.

Que ces préjugés se taisent. Qu'ils laissent voir à tous, que se conduire comme le font trop souvent les accoucheurs, « c'est aider à dégrader la femme qui abdique la noblesse de sa mission ; c'est abaisser le caractère du médecin jusqu'à ce point d'en faire, comme le dit excellemment M. Bégin, *un exécuteur de l'arrêt inacceptable d'une mère sans entrailles* (1). »

(1) D⁰ Lebleu, chirurgien en chef de l'hospice civil de Dunkerque. — Nous recommandons la lecture du mémoire de M. Lebleu, sur l'opportunité et la simplification de l'opération césarienne. On le trouvera dans la *Revue médicale*, nᵒˢ du 31 mars et du 15 avril 1855.

## II

Le fœticide thérapeutique se présente à nous sous trois aspects différents :

1° L'embryotomie, qui a lieu, lorsque, par exemple, on procède à la décollation du fœtus vivant ; ou encore, quand on diminue la tête de l'enfant, par la craniotomie. Ces manœuvres obstétricales, pratiquées au moment de l'accouchement, ont pour résultat d'éviter à la mère l'hystérotomie (opération césarienne) ou la symphyséotomie.

2° L'avortement provoqué,—dans les cas où l'on prévoit, pour le terme de la gestation, la nécessité de l'opération césarienne ou de l'embryotomie ; c'est-à-dire , lorsqu'il existe un rétrécissement extrême du bassin (avortement préventif).

3° L'avortement provoqué, — quand on se propose de combattre des accidents qui compliquent fâcheusement la grossesse (avortement répressif). Ainsi envisagé, l'avortement peut être indiqué dans des circonstances plus ou moins nombreuses suivant les diverses appréciations. Il le sera, d'après M. Simonart (1) : « quand il existe chez la mère, une maladie, ABSOLUMENT *inhérente* à l'état de grossesse, et que cette maladie, si la gestation continue, la fera infailliblement périr, tandis que tout fait prévoir que l'avortement arrêtera et éloignera le danger. Tels sont : certains cas de rétroversion utérine avec phénomènes d'étranglement, les hernies étranglées et devenues irréductibles par excès de développement de l'abdomen ; les maladies graves de l'utérus que la grossesse

(1) *Dissertation sur l'Avortement provoqué dans un but médical*, ajoutée au *Traité de l'Art des accouchements*, par P. Cazeaux, réimprimé à Bruxelles en 1845 ; citation de M. Ph. J. Van Meerbeeck, *Annales de la Société de Médecine d'Anvers*, livraison de mars 1852.

exaspère ; les affections thoraciques que l'ampliation utérine complique d'accès inquiétants de suffocation ; les vomissements, les hémorrhagies qui jettent dans le marasme ; les affections cérébrales qui s'aggravent avec la grossesse ; et tant d'autres cas, où le praticien doit se laisser guider autant par son tact et par une prudence bien raisonnée que par son désir du bien. » — M. Cazeaux est plus modéré. Suivant lui, les seules indications de l'avortement répressif sont : les hémorrhagies que rien n'a pu arrêter, les déplacements irréductibles de la matrice, l'hydropisie excessive de l'amnios, et les tumeurs des parties molles qui ne sont pas susceptibles d'être déplacées, ponctionnées, incisées ou extirpées (1)

Quelle que soit la forme revêtue par le fœticide thérapeutique, il présente toujours ce caractère essentiel, *que le médecin tend au salut de la mère par la mort du fœtus.* Ainsi :

Dans l'avortement provoqué, on se propose

____

(1) Cazeaux, *Traité théorique et pratique de l'Art des accouchements,* 5e édition, p. 870.

de placer le produit de la conception dans des
conditions qui *le tuent*, et cela, ou pour éviter
à la femme une opération dangereuse, ou pour
combattre des phénomènes morbides qui, sans
l'emploi de ce moyen, la feraient périr plus ou
moins certain ement au jugement des hommes
de l'art.

Dans l'embryotomie, on soumet l'enfant vivant à des manœuvres *mortelles pour lui*, afin de
sauver plus sûrement la mère.

Donc, *dans tous les cas*, on veut *directement* (1)
mettre le fœtus dans un état qui est, pour lui
la mort, et pour la femme, une cause de salut.

Ces préliminaires étant bien compris, nous
arrivons au cœur de la question ; et nous nous
demandons si, *par un motif quelconque*, il peut
être permis de donner *directement* la mort à un
enfant innocent ?

Ce n'est pas nous qui ferons la réponse. Il
nous suffira d'ouvrir la Bible au livre de l'Exode,
et nous nous trouverons en face de cette grande

_______________

(1) Un acte est volontaire *directement*, lorsque la volonté se porte vers lui d'une façon directe et sans inter-
médiaire.

parole : « Insontem et justum non occides, tu ne tueras pas l'innocent et le juste (1). »

Le commandement est formel ; il est précis et n'indique pas d'exception. C'est d'une manière absolue qu'il est dit : « Tu ne tueras pas l'innocent et le juste. » Aussi la Théologie catholique se prononce-t-elle positivement et refuse-t-elle à l'autorité publique aussi bien qu'à l'autorité privée, le droit de tuer directement un innocent, *alors même que sa mort devrait procurer le bien public*. « Nunquam licet *directe* innocentem occidere, sive auctoritate privata, sive publica, etiam ad bonum publicum procurandum ; est enim actio intrinsece mala et divina lege expresse prohibita (2). » — Pour qu'un tel acte fût licite, il ne faudrait rien moins que l'intervention de Dieu. Que l'on écoute plutôt saint Alphonse de Liguori répondant à cette question : est-il jamais permis de tuer directement un innocent ? Voici les paroles de l'illustre théologien : « Directa intentione, et scienter

(1) Exod., XXIII. 7.
(2) GURY. *Compendium theologiæ moralis*. 5ᵉ editio, t. I, p. 268.

nunquam licet, nisi Deus, omnis vitæ dominus, concedat (1). »

De cet enseignement il ressort que c'est toujours un acte criminel de demander à la destruction du produit animé de la conception, un avantage quelque immense qu'on le suppose. Ce qui revient à dire que cette destruction ne doit jamais être causée directement par le médecin.

Pour autoriser l'homme de l'art à tuer directement un enfant innocent, on ne peut qu'invoquer le motif qui le fait agir. L'homicide est un mal, soit ; mais il doit, dans l'espèce, causer un grand bien. Ne faut-il pas, en raison de ce bien, le permettre ou le tolérer ? — Cet essai de justification est en contradiction avec ce qui précède. Achevons de montrer qu'il ne peut être accepté par les principes de la saine morale.

Jamais il n'est permis de faire un mal pour en retirer un bien. Telle est la doctrine catholique, qui s'appuie sur le *non faciamus mala ut*

_______

(1) *Théol. moral.*, lib. III, n° 393.

*veniant bona* de l'Ecriture sainte (1). On aura beau tourner autour de cette maxime inspirée, et y chercher des adoucissements, elle sera toujours là comme une règle décisive et invariable.

Nous voyons que dans l'avortement médical, comme dans l'embryotomie pratiquée sur le fœtus vivant, on ne prétend au salut de la mère que par l'immolation de l'enfant, on ne demande un effet bon qu'à une cause mauvaise ; donc, l'embryotomie et l'avortement provoqué seront également rejetés par nous, puisque, pour rester catholiques, il nous faut professer avec le cardinal Gousset (2) qu'*une action mauvaise ne peut jamais devenir bonne, ni même excusable par la pureté de l'intention. Nous ne devons point faire le mal, dit saint Paul, pour le bien qui peut en résulter:* « *Non faciamus mala, ut veniant bona.* »

Jusqu'ici nous avons demandé à l'Ecriture sainte et à la Théologie, des principes généraux dont nous avons tiré, par une déduction

(1) Epist. B. Pauli ad Rom., III, 8.
(2) *Théologie morale*, 10ᵉ édition, t. I, p. 17.

logique, la condamnation du fœticide médical. Nous allons, maintenant, produire différents textes qui nous fourniront une appréciation catholique d e l'avortement provoqué et de l'embryotomie.

Le *Compendium Theologiæ moralis* (1) du P. Gury, enseigne qu'il n'est jamais permis de procurer *directement* l'avortement. Aucun prétexte n'est acceptable, pas même celui d'éviter la mort. « Nunquam licet *directe* procurare abortum........, sub quocumque pretextu mortis vitandæ, etc. »

Dans le passage même auquel nous empruntons cette citation, il est question du cas où le fœtus serait supposé encore inanimé. — Nous croyons qu'il ne sera pas hors de propos de donner quelques détails à ce sujet.

L'animation de l'homme a été placée à diverses époques de son premier âge.

Certains auteurs ont voulu que l'âme ne fût unie au corps que quand les principaux membres sont formés.—Suivant une autre doctrine,

_______

(1) 5ᵉ édit., t. 1, p. 269

l'union n'aurait lieu qu'au moment de la naissance. Mais cette opinion est contredite par l'Ecriture qui nous apprend que Jérémie et saint Jean-Baptiste ont été sanctifiés dans le sein maternel (*antequam exires de vulva, sanctificavi te*, Jér., 1. 5. — *Spiritu Sancto replebitur adhuc ex utero matris*. Luc, 1. 15 (1)). Nous ajouterons que le pape Innocent XI a condamné la proposition que voici : « Videtur probabile omnem fœtum, quandiu in utero est, carere anima rationali, et tunc primum incipere eamdem habere, cum paritur; ac consequenter in nullo abortu homicidium committi. »

D'après Aristote, l'animation a lieu, pour les garçons, le quarantième jour. Le philosophe de Stagire prétend que le fœtus mâle est complètement organisé à cette époque, et il lui

(1) Nous savons par l'Evangile, que lors de la visite de la Sainte Vierge à sa cousine, celle-ci lui révéla le tressaillement *de joie* éprouvé par l'enfant qu'elle portait. Cette joie ressentie par saint Jean-Baptiste, nous enseigne qu'il fut, *dans le sein de sa mère*, doué, par anticipation, de l'usage de la raison, éclairé d'une lumière surnaturelle, et sanctifié par la présence de Jésus-Christ. Donc, il était animé.

donne alors le volume d'une grosse fourmi (1).

D'autres auteurs pensent que nous sommes animés au moment même de la conception. C'est le sentiment de Paul Zacchias, sentiment qui avait été celui de saint Bazile, de saint Grégoire de Nysse et de saint Césaire.

Dans une dissertation publiée en 1658, Jérôme Florentini professa que probablement l'âme raisonnable est unie au corps immédiatement après la conception. Son ouvrage reçut un favorable accueil des Facultés de théologie de Paris, de Vienne et de Prague, de plusieurs évêques, etc. Plus tard, Cangiamila, dans son *Embryologie sacrée*, se montra opposé à la doctrine aristotélicienne. Pour lui, il est assez probable que nous sommes animés dès les premiers jours, et peut-être au moment même qui suit la conception. De notre temps, le cardinal Gousset a déclaré que l'animation à l'instant de la con-

(1) L'embryon atteint ce volume dès le trentième jour, moment où on peut le comparer encore à un grain d'orge ou à une mouche ordinaire. D'après M. Cazeaux, dans la cinquième semaine, l'embryon a à peu près un centimètre et demi de longueur, et pèse un gramme environ.

ception, lui paraissait plus probable ; il dit que c'est l'opinion la plus communément reçue parmi les auteurs modernes.

Le R. P. Debreyne embrasse le sentiment de Zacchias. D'après lui (1), « si la vie de l'homme cesse aussitôt que l'âme se sépare du corps, on peut croire qu'elle commence aussitôt que l'âme s'unit au corps, quelle qu'en soit l'exiguité ou la forme rudimentaire. Or, dès que l'ovule est fécondé,......... il croît, et il ne croît que parce qu'il vit, et il ne vit que parce qu'il est animé ; donc le germe ou l'œuf humain est animé à l'instant même de la conception. »

M. Cazeaux se prononce de la manière la plus positive. Bien que nous ayons déjà rapporté quelques-unes de ses paroles à ce sujet, nous allons le citer encore avec plus de développement. Voici comment il s'est exprimé dans son rapport lu à l'Académie de Médecine, le 10 février 1852 : « Nous ne sommes plus au temps,

____

(1) *Essai sur la Théologie morale*, etc., 4ᵉ édit., p. 181. — Sur la question de l'animation du fœtus, voir cet ouvrage, p. 178 et suiv., 437 et suiv., et l'*Abrégé de l'Embryologie sacrée*, par l'abbé Dinouart, 2ᵉ éd., p. 22 et suiv.

où théologiens, philosophes et médecins disputaient à l'envi *de animatione fœtus in utero*. . . .

. . . . . . . . . . . . . . . . . . . . . . . . . . .

Les progrès de la science ont mis un terme à toutes ces discussions. Le germe reçoit, au moment de la conception, le principe vital, le souffle divin, et il n'est pas possible, sous ce rapport, d'assigner aucune différence entre l'enfant qui vient de naître et celui qui est encore renfermé dans le sein maternel, entre le fœtus de neuf mois et l'œuf fécondé depuis quelques heures.

« Aussi la législation actuelle, d'accord sur ce point avec la physiologie, a-t-elle mis de côté toutes les distinctions mal fondées, et considère-t-elle l'avortement comme également criminel, quelle que soit l'époque à laquelle il est provoqué.

« Tuer le fœtus est donc un fœticide à deux mois comme à neuf, et le droit de provoquer l'avortement implique évidemment le droit de tuer le fœtus à terme (1). »

(1) *Journal des Connaissances médico-chirurgicales*, 1852, p. 171.

Recherchons à présent les conséquences pratiques qui découlent de tout ceci, au point de vue des médecins catholiques pour lesquels nous écrivons.

Dans le siècle où nous vivons, l'autorité d'Aristote n'exerce plus une influence toute-puissante dans la science, et quand, de nos jours, on affirme sur la parole du maître, ce maître n'est guère *le prince des philosophes*. Aussi pensons-nous que la plupart des praticiens qui nous liront, complètement à l'abri des préoccupations péripatéticiennes, ne se trouveront, ordinairement, au sujet de l'animation de l'homme, que dans une des deux situations morales que voici :

Ou ils croiront à l'animation immédiate, et, alors, ils devront voir dans l'avortement provoqué à une époque *quelconque* de la gestation, le meurtre d'un innocent, un crime par conséquent ;

Ou bien, ils resteront dans le doute, ne décidant rien, et ignorant par suite, si dans la provocation de *certains* avortements, il y a un homicide *proprement dit*.

Il semblera peut-être, au premier abord, qu'il résulte de cette incertitude une plus grande liberté d'action. Or, qu'on le sache bien, le doute dont il est ici question, est impuissant à légitimer la provocation directe d'un avortement, à quelque moment qu'on veuille le placer. En effet :

Il est plusieurs circonstances où l'on n'a pas la permission de suivre une opinion probable en s'écartant du parti le plus sûr. Une de ces circonstances, c'est lorsqu'il s'agit de faire un acte périlleux pour le prochain ; tel est, par exemple, le cas d'un chasseur qui a lieu de craindre qu'en déchargeant son coup sur une pièce de gibier, il n'atteigne une personne. Il lui est interdit de tirer, quand même il y aurait plus de probabilité d'un côté que de l'autre (Cardinal GOUSSET, *Théol. mor.*, 10ᵉ édit., t. 1, p. 39 et 40).—Mais, dans le cas que nous supposons, le médecin, par son acte, va *peut-être* atteindre et tuer un être animé. Par conséquent il doit s'abstenir.

Donc, dans l'une comme dans l'autre des situations morales que nous avons indiquées, l'avortement provoqué est interdit *toujours* et sans exception.

Cependant, comme la foi catholique autorise pleinement à nier l'animation immédiate du germe humain, nous devons voir quelle position ferait à un médecin la *persuasion, la certitude morale* que l'embryon est inanimé au début de la grossesse.

Eh bien, même alors, nous condamnerions la provocation de l'avortement ; que cet avortement fût d'ailleurs préventif ou répressif. Et pourquoi ? — C'est qu'une telle manœuvre constituerait, en définitive, un homicide *anticipé*, un acte essentiellement mauvais et incapable dès lors de justification.

Nous supposons, en effet, un être ordonné et organisé pour former un homme. Or, quel droit avons-nous d'arrêter ce travail préparateur de l'incarnation d'un esprit ? Où avons-nous pris le pouvoir d'empêcher cette union intime de l'âme et du corps, qui fait l'homme ? La vie de l'innocent doit planer au-dessus des attaques humaines, et il ne saurait nous être permis davantage de dire à cette vie : *tu ne seras pas*, que

de lui dire : *tu ne seras plus*. —Donc nous souscrivons complètement à ces paroles du P. Gury,
que nous avons déjà citées en partie, et que
nous rapporterons ici dans leur entier : « Nunquam licet directe procurare abortum, etiamsi
fœtus supponeretur adhuc inanimatus, sub
quocumque prœtextu mortis vitandæ, etc. Ratio est, quia si animatus sit fœtus, est homicidium proprie dictum ; si vero non sit animatus,
est homicidium anticipatum. Fœtus enim, etiam
non animatus, ordinatur ad hominem formandum ; ergo illius ejectio est homicidium anticipatum *(Comp. Theol. mor.*, loc. cit.).

Poursuivons notre étude.

Si nous consultons la *Théologie morale* de
Mgr Gousset, nous y rencontrerons des paroles
formelles pour repousser l'avortement, alors
même que la crainte du déshonneur ou de la
mort solliciterait sa provocation. Nous reproduisons ces paroles, que l'on trouvera dans le
tome premier de l'ouvrage indiqué (10e édit.),
aux pages 278 et 279 :

« Il n'est pas permis à une femme de faire
périr le fruit qu'elle porte dans son sein. L'avor-

tement volontaire est un péché mortel qui n'admet pas de légèreté de matière, un crime que rien ne peut excuser, pas même la crainte du déshonneur ou de la mort. . . . . . . . . . .

. . . . . . Ceux qui coopèrent à l'avortement, comme les médecins, les chirurgiens, les apothicaires, les sages-femmes, qui donnent ou indiquent à une femme enceinte les remèdes ou les moyens propres à faire périr son fruit, pèchent mortellement. »

L'imposant témoignage de saint Alphonse de Liguori ne nous fera pas non plus défaut, et nous l'entendrons proclamer que, pour guérir une maladie, il n'est *jamais* permis d'employer un moyen tendant directement à la mort du fœtus animé : « Si remedium directe tendat ad occisionem fœtus, ut esset dilaceratio uteri, percussio ventris, etc. hæc quidem nunquam licent (1). »

En 1648, les docteurs de la Faculté de théologie de Paris furent consultés sur cette question :

(1) *Théol. moral.*, lib. III, n° 394.

« Savoir si une femme, étant dans les douleurs de l'accouchement et réduite à telle extrémité que l'on juge qu'il faut par nécessité qu'elle et son enfant meurent ; mais si l'on tire l'enfant par force (ce qui ne se peut faire qu'en le *tuant*), il y a espérance de sauver la mère ; si en ce cas, il est permis de tirer l'enfant en le *tuant*, particulièrement lorsqu'il a été ondoyé dans le ventre de la mère, etc. »

Voici ce qui fut répondu :

« Nous soussignés, docteurs en théologie de la Faculté de Paris, sommes d'avis 1° que si l'on ne peut tirer l'enfant sans le tuer, l'on ne peut, sans péché mortel le tirer, et qu'en ce cas là, il se faut tenir à la maxime de saint Ambroise. 3 de Offi. c. 9. *Si alteri subveniri non potest, nisi alter lædatur*, commodius est neutrum juvare. » Paris, le 24 avril 1648.

« Les docteurs de la Faculté de théologie de Paris de la maison de Navarre estiment et jugent que le susdit remède est pernicieux et crime capital, vu qu'il tend directement à faire mourir, et à la perte de l'enfant qui est en vie et ainsi on coopère à la mort d'un innocent ; ce qui est de soi et essentiellement un très-grand mal. » Fait au collége de Navarre, le 25<sup>e</sup> jour d'avril 1648 (1).

Ecoutons encore ce passage du R. P. Debreyne :

« Il faut rappeler ici la trop fameuse maxime d'un grand nombre de médecins. Lorsque deux existences doivent nécessairement périr, dit-on, il faut préférer la plus précieuse des deux. Ainsi d'après cela on doit conserver la vie de la mère, qui est assurée et utile à la société, plutôt que la vie encore très-précaire et inutile d'un fœtus qui n'est pas encore né. Cette maxime, il faut le dire, trop souvent prônée dans les cours d'accouchement, trop souvent consignée et enseignée dans les livres de médecine, et surtout trop souvent mise en pratique au préjudice de l'enfant inhumainement sacrifié, est en opposition avec cette autre mais infaillible maxime : *Non sunt facienda mala ut eveniant bona.* Or, l'infanticide ou même, si l'on veut, le fœticide étant un mal intrinsèque, essentiel, il s'ensuit que

(1) Décisions rapportées par M. le docteur Villeneuve, d'après *la Pratique des acc. de Peu.* Paris. 1694. p. 364-366.

3

dans aucun cas il ne peut être permis. Les préceptes de la loi naturelle ne souffrent jamais de dispense ; dans aucune circonstance il ne peut être permis de tuer volontairement un être innocent (1).

Le jour produit par la loi : *Insontem et justum non occides*, et par cette autre : *Non faciamus mala ut veniant bona* ; ce jour, disons-nous, est trop grand pour qu'il soit possible de méconnaître la saine doctrine, relativement à l'avortement provoqué et à l'embryotomie (2). De ces

(1) *Essai sur la Théologie morale, considérée dans ses rapports avec la Physiologie et la Médecine*, par P. J. C. Debreyne, Docteur en médecine de la Faculté de Paris, professeur particulier de médecine pratique, prêtre et religieux de la Grande-Trappe (Orne) — 4ᵉ édit., 1844, p. 233 et 234.

(2) On peut se demander si la ponction pratiquée sur la tête d'un fœtus hydrocéphale doit être rangée parmi les manœuvres coupables de l'embryotomie, et par conséquent répudiée. Nous répondrons affirmativement ; car, d'après le R. P. Debreyne, la ponction, même extra-utérine, de la tête de l'enfant étant toujours mortelle, cette opération constitue plutôt une occision qu'une médication (V. *L'Essai sur la Théologie morale*, etc., 4ᵉ éd., p. 237). A la vérité, suivant M. Cazeaux, « bien que l'affaissement subit du cerveau, qui suit l'évacuation du

lois sort une lumière dont le médecin catholique
doit accepter les clartés. Qu'il prenne garde de
se rendre aveugle par certaines considérations
étrangères à l'ordre des obligations morales, et

liquide, occasionne presque certainement la mort du
fœtus, celui-ci peut rigoureusement survivre à une pareille
opération, puisqu'une semblable ponction pratiquée
après la naissance a été quelquefois suivie d'une gué-
rison complète. » (*Traité théorique et pratique de l'Art
des accouchements*, etc., 5ᵉ éd., p 658.) Mais du moment
où, d'après le médecin que nous venons de citer, la
ponction occasionne *presque certainement* la mort du
fœtus, il nous semble que les chances de réussite sont
trop faibles pour enlever à cette opération son caractère
d'*occision*. Dans le cas en question, on devrait donc
avoir recours à l'opération césarienne ou à la symphyséotomie. Du reste, il est très-rare que l'hydrocéphale
interne vienne mettre obstacle à la parturition. Sur
43,555 accouchements, Mᵐᵉ Lachapelle n'en a observé
que quinze cas.

Pour ce qui est du « cas de monstruosités qui rendent
l'accouchement impossible, il faut également avoir recours à l'opération césarienne ou à la symphyséotomie,
suivant les circonstances ou la position du fœtus dans
l'utérus. Il n'est pas plus permis de sacrifier un enfant monstrueux par le morcellement que dans le cas
où les obstacles viennent du côté de la mère. » (DE-
BREYNE. *Essai sur la Théologie morale*, etc., 4ᵉ édit,
p. 235.)

qui peuvent pousser parfois, à la pratique du fœticide.

Ces considérations doivent être écartées avec soin. Il s'agit, en effet, de constater un devoir, une loi qui oblige, et non d'obéir à une inclination que détermine l'intérêt personnel ou le sentiment. Le vrai et le bien exigent sans cesse le sacrifice de penchants qui tendent à nous égarer; il nous faut lutter journellement contre eux, et, comme il est écrit au livre de Job, « la vie de l'homme sur la terre est un combat, » *militia est vita hominis super terram.*

Nous voulons bien supposer que, parfois, le cœur et la prévision d'un funeste événement puissent se liguer, plaider, de leurs voix réunies, la cause d'une criminelle manœuvre, et conduire à son exécution. Nous sommes si disposés à céder aux mauvaises inspirations, qu'elles doivent être bien puissantes quand la compassion vient en dissimuler la laideur. Notre penchant au mal est là qui nous harcelle sans cesse, et nous faisons trop fréquemment la triste expérience que nous portons en nous une volonté affaiblie et inclinée.

Mais, avec la grâce, l'homme peut accomplir tous ses devoirs ; il peut marcher dans la voie que lui trace le Dieu qui ne permet pas que la tentation dépasse la mesure de nos forces (1). Le médecin auquel la Souveraine Justice impose une obligation en se révélant à lui, trouve donc à côté de l'obligation, le moyen de s'élever au-dessus des préoccupations qui l'assiégent. Qu'il obéisse à sa conscience, et qu'il ouvre franchement son esprit à la vérité. Son refus de croire serait la déplorable suite d'un manque de courage pour bien faire. On devrait dire de lui : *Noluit intelligere ut bene ageret.*

Du reste, il ne faut pas de grands efforts pour sentir que le fœticide est toujours un crime, et l'on peut penser que la plupart des praticiens qui l'adoptent, le jugeraient tel, sans l'habitude d'idées sorties de leur éducation obstétricale. Le témoignage d'une âme naturellement chrétienne, — pour parler comme Tertullien, — les éclairerait assez sur l'illicité d'un acte qui est un véritable homicide. Il suffirait

______

(1) ... *Fidelis autem Deus est, qui non patietur vos tentari supra id quod potestis* (ad Corinth. prim., x, 13).

de leur dire, avec le docteur Martin-Lauzer (1):

« Vous croiriez-vous en droit de tuer Pierre
pour sauver la vie à Paul, sous prétexte que
Pierre est faible, chétif, et a peu de chances de
vivre » nous ajoutons : ou même qu'il va mourir, « et que sa vie est nécessaire à l'existence
de Paul ? Mais cette vie, c'est son bien, et ni
Paul, ni vous, n'avez le droit d'en disposer (2). »

L'écrivain que nous venons de citer continue
ainsi : « En y réfléchissant un peu, on voit que
la logique de l'avortement provoqué est absolument la même que celle des sacrifices humains.
D'un côté comme de l'autre, c'est une victime
immolée de sang-froid à l'intérêt d'autrui. »

Au rapport de César, les Gaulois atteints de
maladies graves, demandaient à l'immolation
d'hommes innocents, au défaut de coupables,
le rachat d'une vie menacée. Les Druides ne
refusaient pas d'exécuter ces sacrifices que le

(1) *Journal des Connaissances médico-chirurgicales*,
1852, p. 23.

(2) Pierre lui-même est maître de sa vie *seulement*
comme un régisseur relativement à la terre qui lui est
confiée

christianisme vint abolir en s'établissant dans notre pays. — Qu'on nous le dise : n'y a-t-il pas là une déplorable ressemblance avec ce qui se passe de nos jours? Ne voit-on pas parfois, au XIX° siècle, le rachat d'une vie servir de raison à l'immolation de l'innocent? Et cet innocent, cette victime, *c'est l'enfant même* de la femme dont le salut s'obtient au prix d'un crime! Quant au druide sacrificateur, on sait qui le remplace.

Un pareil rapprochement devrait impressionner le médecin, ce lutteur, envoyé de Dieu (1) pour combattre la mort, et non pour la donner.

Malheureusement, les préjugés engendrés par un regrettable enseignement sont là avec leur tyrannique influence, et, parmi les hommes pratiquant le grand art de guérir, on en est à se demander qui peut dire avec M. Bégin *(discours prononcé à l'Académie de Médecine, le 16 mars 1852): «* J'ai été élevé, médicalement parlant, dans cette doctrine, qui est en harmonie, d'ail-

____

(1) Honora medicum propter necessitatem : etenim illum creavit altissimus. Eccli., xxxviii. 1.

leurs, avec mon être moral tout entier, à savoir
que notre art est, avant tout et par-dessus tout,
un art conservateur ; de telle sorte que tuer
directement, de propos délibéré, pour quelque
motif que ce soit, une créature humaine, est
un acte qui ne doit en aucun cas trouver place
dans ses opérations (1). »

Qu'il nous soit encore permis de placer le
partisan de l'embryotomie en face d'une nouvelle considération. Nous voulons parler du
baptême, cette autre naissance qui rend le nou-
veau-né de la terre, enfant du royaume de Dieu.

Le médecin catholique connait toute la nécessité de l'ablution sainte ; sa foi la lui révèle.
Et cependant, il irait frapper à mort le fœtus
que l'eau de la régénération n'a pas encore
lavé ! — Non, cela n'est pas possible. Il ne le
fera jamais.

Ici, on observera que rien ne met obstacle à
ce que la victime dont le sacrifice est résolu,
soit baptisée avant l'emploi du fer homicide.—
Nous l'accordons. — Mais, au moins, qu'on

(1) *Journal des Connaissances médico-chirurgicales*,
1852.

sache bien que le baptême conféré au fœtus non sorti de la matrice, quelle que soit d'ailleurs la partie touchée par l'eau, n'offre pas une validité certaine (1). Il n'existe qu'un cas où l'enfant encore retenu dans la cavité utérine, puisse être baptisé d'une manière *certainement* valide : c'est quand la tête paraît au dehors. Le Rituel romain dit, en effet, que si un enfant présente la tête, et qu'il soit en danger de mort, on le baptisera sur la tête, et que, s'il vient ensuite au monde, vivant, *on ne le rebaptisera pas.* « Si infans caput emiserit, et periculum mortis immineat, baptizetur in capite, nec postea, si vivus evaserit, erit iterum baptizandus ; at si aliud membrum emiserit quod vitalem motum indicet in illo, si periculum impendeat, baptizetur ; et tunc, si natus vixerit, erit sub conditione baptizandus : *Si non est baptizatus*, ego te baptizo, etc. »

(1) « L'opinion aujourd'hui la plus commune, est que ce baptême est valide : elle est même la plus probable ; cependant elle n'a point encore ce degré de certitude que l'autorité seule de l'Eglise peut lui donner. » (*Abrégé de l'Embryologie sacrée de Cangiamila*, par l'abbé Dinouart, 1774, p. 299.)

Lorsque, dans un accouchement laborieux, on juge que la mort menace le fœtus, et que, peut-être, il ne sortira pas vivant du sein de sa mère, on s'empresse de faire arriver jusqu'à lui l'eau baptismale (*quo meliori modo*), on lui confère le sacrement *sous condition*. On doit agir ainsi, car le choix n'est pas alors possible, et le *melius anceps quàm nullum* réclame énergiquement son application. On fait ce qu'on peut, et, si les craintes conçues ne se réalisent pas, l'enfant sera rebaptisé *conditionnellement.* « Ad Parochos verò pertinebit obstetrices instruere, ut cùm casus evenerit, in quo infantem nullà adhuc suî parte editum, mox decessurum prudenter timeant, illum baptizent sub conditione ; sub qua pariter erit iterùm baptizandus, si periculum evadat et foràs prodeat (1). »

La conduite de l'accoucheur qui préfère l'embryotomie à l'opération césarienne ou à la symphyséotomie, est tout autre, et sa conscience est là pour lui dire : Tu as, *peut-être*, volon-

(1) Benoît XIV, dans son traité du *Synode-Diocésain* ; cité dans l'*Abrégé de l'Embryologie sacrée*, par l'abbé Dinouart.

tairement fermé la porte du ciel à un être humain, à un pauvre enfant privé par toi des félicités sans fin de la vue de Dieu (1) ! — Nous n'ajouterons rien à ces paroles, si ce n'est, toutefois, qu'au doute accompagnant l'ablution intra-utérine, pourra se joindre, quelquefois, celui que fait naître l'administration d'un baptême conféré sur une autre partie du corps que la tête.

Après avoir montré que l'on doit, sans hésitation, condamner le fœticide médical sous ses deux noms d'embryotomie et d'avortement provoqué, nous croyons utile de prévenir la possibilité d'une injuste confusion entre cette dernière manœuvre et l'accouchement prématuré artificiel. Nous ne voyons pas, en effet, sur quel fondement légitime on s'appuierait pour repousser comme criminelle cette importante pratique de l'art obstétrical. Et d'abord, notons

(1) Il est de foi que les enfants morts sans baptême ne verront pas Dieu. — On peut d'ailleurs croire avec saint Thomas d'Aquin, qu'ils ne sont pas soumis aux peines sensibles, ni même à la peine intelligible résultant de la privation de la vision béatifique.

avec soin qu'il existe « cette différence immense entre l'accouchement prématuré artificiel et l'avortement provoqué, que le but de l'accoucheur, en pratiquant la première de ces opérations, est de rendre l'accouchement plus facile en sauvant à la fois et la mère et son fruit, tandis que, par la seconde, il sacrifie sûrement et volontairement la vie du fœtus....... (Cazeaux). » — Or, du moment où l'on espère, en sauvant la mère, conserver son enfant (1), quels motifs pourraient obliger la première à repousser une manœuvre qui tend à lui épargner de bien grands dangers, des chances terribles de mort? Nous n'en connaissons pas; et, conséquemment, nous regardons l'accouchement artificiel, provoqué à une époque où la viabilité du fœtus est assurée, c'est-à-dire dans les deux derniers mois de la grossesse (huitième et neuvième), nous regardons, disons-nous, cet accouchement comme complètement licite. Nous

(1) « Sur deux cent cinquante cas recueillis au commencement de 1844 par M<sup>me</sup> Lacour, plus de la moitié des enfants ont survécu, et une femme sur seize à peine a succombé (Cazeaux). »

citerons, à ce sujet, un auteur qui nous est
cher, et auquel nous avons déjà fait plus d'un
emprunt. Voici comment le R. P. Debreyne
s'exprime, dans sa *Mœchialogie*, sur l'accouchement provoqué : « ..... Il vaut infiniment mieux
pratiquer l'accouchement prématuré en temps
opportun, c'est-à-dire après sept mois révolus,
quand on a eu la malheureuse expérience que
la femme n'a pu accoucher précédemment sans
les plus grands dangers pour sa vie, soit qu'on
ait été obligé d'extraire l'enfant par la céphalo-
tomie, soit qu'on ait été contraint de pratiquer
l'opération de la symphyséotomie, sans parler
de l'opération césarienne, sans contredit la plus
dangereuse de toutes les opérations. Nous le
répétons, l'accouchement prématuré est infiniment préférable à ces dernières et dangereuses
opérations ; aucune comparaison ne peut être
raisonnablement établie entre ces diverses mé-
thodes obstétricales.

« D'un autre côté, il est à craindre que parfois, prenant des difficultés pour des impossi-
bilités, on ne se détermine trop légèrement à
pratiquer l'accouchement prématuré. Mais, à

part l'abus qui est hors de la question, et de quoi n'abuse-t-on pas? le principe nouveau peut, ce nous semble, être adopté et consacré comme dogme heureux et conservateur de l'art obstétrique.

« Il faut cependant avouer que l'accouchement artificiel prématuré a rencontré de redoutables et célèbres adversaires, tels que Baudeloque, Gardien et M. Capuron. Ce dernier, au dire de M. Velpeau, va jusqu'à le qualifier *d'attentat envers les lois divines et humaines*. Mais il faut convenir aussi qu'il y a dans cette qualification au moins une très-grande exagération. Car, enfin, où est le mal? où est l'attentat, si vous avez pour but et souvent pour résultat le salut de la mère et de l'enfant, dont un des deux probablement et peut-être tous les deux auraient péri sans le nouveau procédé?

« Après tout, que fait l'art? il imite la nature. C'est la nature qui a donné sur ce point les premières leçons, comme dit M. Velpeau. Si certaines femmes qui, par angustie pelvienne ou étroitesse du bassin, n'avaient jamais mis au monde que des enfants morts, finissent par accoucher sans secours d'un enfant vivant, cela tient ordinairement à ce que, cette fois, l'enfant vient avant terme ou qu'il s'est moins développé que de coutume ; l'accouchement prématuré n'est donc qu'une imitation de la nature (1). »

Nous pourrions, à la rigueur, ne pas prolonger davantage cette partie de notre travail. Cependant nous préférons insister encore un peu sur le caractère criminel de l'avortement *répressif*.

On peut l'approuver, user d'indulgence à son

(1) Voici quelques lignes de M. le professeur Villeneuve, qui ne seront pas déplacées ici :

« Nous admettons que l'accouchement peut être provoqué avant terme chez une femme dont le bassin a de 75 à 90 millimètres (2 pouces trois quarts à 3 pouces un quart). Au-dessous de 75 millimètres (2 p. trois quarts), nous ne conseillerons jamais d'autre opération que la gastro-hystérotomie, lorsque l'enfant sera *vivant*. Nous n'avons pas besoin de dire pourquoi nous rejetons avec horreur l'opinion des accoucheurs anglais, qui pratiquent l'accouchement prématuré à 67 millim. (2 p. et demi), parce que, faisant peu de cas de la vie de l'enfant, et persuadés d'avance qu'ils seront réduits à faire la craniotomie, ils seront satisfaits d'extraire l'enfant avec plus de facilité qu'ils n'auraient pu le faire, s'ils l'avaient laissé parvenir au neuvième mois de son développement. »

égard ou balancer sur la manière de l'appré-
cier, alors que l'on condamne avec fermeté
l'avortement préventif. Nous en avons des exem-
ples ; et comme nous les rencontrons chez des
médecins d'un caractère religieux, il en résulte,
pour nous, que c'est là un point sur lequel la
bonne foi est plus portée à s'égarer. Donc, ce
point doit être mis en lumière avec un soin tout
particulier.

Qu'on ne l'oublie pas : nous n'avons jamais
le droit de tuer l'innocent, et à cette question,
*an liceat in aliquo casu interficere innocentem*,
nous devons répondre sans hésiter avec Alagona,
dans son *Abrégé de la Somme théologique de saint
Thomas :* « Non, nisi ex mandato Dei, qui est
dominus vitæ (1). » Or, ne pas rejeter l'avortement, alors qu'on le provoque dans le but de
sauver une femme qui va mourir sans cela, c'est
reconnaître que, *dans certains cas*, le meurtre de
l'innocent est légitime ; c'est repousser le principe qui vient d'être formulé ; c'est souscrire à
la doctrine du fœticide, pourvu, seulement,

(1) Sancti Thomæ Aquinatis Theologiæ Summæ Compendium, part. 2 2. quæst. 64, art. 6.

qu'on la renferme dans des limites plus étroites que d'autres ne le font. Aussi, M. le docteur Déchambre a-t-il pu prétendre que si l'on admettait le droit de sacrifier l'enfant à la mère dans les cas où le praticien se trouve dans la nécessité absolue de choisir entre la mort immédiate du fœtus et la mort plus ou moins prochaine du fœtus et de la mère (1), que si, disons-nous, on admettait ce droit, le principe du fœticide était accepté, et que la difficulté ne portait que sur l'application (2).

Et pourquoi serait-il licite, dans quelques malheureuses circonstances, de donner la mort au fœtus ? Parce que sa perte est inévitable ? Mais, de ce que Dieu permet à l'action de certaines causes secondes, d'amener la destruction de ce fœtus ; de ce qu'il laisse les lois régissant l'univers, suivre leur marche ordinaire, s'en-

(1) Une simple observation. — L'homme de conscience ne choisit que quand il est placé entre des actes licites. Ici, le médecin éclairé sur ses devoirs, n'est préoccupé d'aucun *choix*, il se soumet à une position qu'il n'a pas le *pouvoir* de changer. Voilà tout.

(2) V. *De l'Avortement provoqué*, etc., par le docteur Villeneuve, p. 46.

4

suit-il qu'il vous ait donné, à vous, l'autorisation de tuer un être sur la vie duquel vous n'avez pas de droits? S'ensuit-il qu'il ait modifié en votre faveur le principe obligatoire dans tous les cas : *Insontem et justum non occides ?* — Non, sans doute ; et si terribles que soient les situations, le médecin consciencieux observera toujours ce précepte avec fidélité. Il n'oubliera pas, d'ailleurs, que son art a pour but de guérir ou de soulager, et jamais, de tuer.

Le comte de Maistre, en formulant un important principe, a dit « que toutes les fois qu'une proposition sera prouvée par le genre de preuve qui lui appartient, l'objection quelconque, *même insoluble*, ne doit plus être écoutée (1). »

Nous croyons avoir mis hors de doute la culpabilité du fœticide thérapeutique. Il est bien clair que le médecin catholique, qui veut rester tel, ne peut plus hésiter, et il demeure établi pour lui, *que l'embryotomie et l'avortement provoqué constituent de criminelles manœuvres.* C'est

(1) *Soirées de Saint-Pétersbourg,* quatrième entretien

là une proposition suffisamment prouvée. Nous serions donc libres de nous arrêter, et de dire à ceux auxquels nous destinons cet opuscule :

Vous connaissez maintenant le caractère réel du fœticide médical. Si des objections viennent se dresser devant votre esprit, vous devez n'en tenir aucun compte, alors même que vous sentiriez en vous une impuissance absolue pour les résoudre. Quand la lumière brille, songez-vous à la nier, en raison de l'ombre qui l'accompagne ? Non, sans doute. Eh bien ! que quelques obscurités ne vous conduisent pas davantage à repousser ce qui doit avoir à vos yeux tout le certain d'une chose démontrée. Soyez fidèles à cette sage maxime : *Non sunt neganda clara, propter quædam obscura.*

Il nous serait permis d'agir ainsi. Cependant, nous ne le ferons pas ; et l'homme de bonne foi pourra se convaincre que les difficultés élevées contre la doctrine dont nous avons établi la vérité, sont sans force pour l'ébranler.

Nous allons donc examiner les principales raisons que l'on peut invoquer pour demander, en faveur du fœticide thérapeutique, une exemption des préceptes révélés. Notre thèse sera ainsi surabondamment justifiée.

Dans son rapport lu à l'Académie de médecine, le 10 février 1852, M. Cazeaux s'exprime ainsi :

« Il suffit de parcourir la Bible pour être convaincu que ce précepte : *non occides*, ne doit pas être pris à la lettre et ne menace des vengeances divines que le meurtre commis dans un but criminel. Depuis Moïse, qui, pour venger un de ses coreligionnaires des insultes d'un Egyptien, tua celui-ci et cacha son corps dans le sable, ne voyons-nous pas Phinéès, petit-fils du grand-prêtre Aaron, surprenant un enfant d'Israël dans la couche d'une femme madianite, les percer tous les deux du même coup, et cependant Dieu récompenser ce double homicide en délivrant les Hébreux de la plaie dont ils avaient été frappés? Le législateur des Israélites n'ordonne-t-il pas à ses soldats le massacre des Madianites vaincus, massacre dont les filles vierges sont seules exceptées? Enfin, après le meurtre d'Holopherne, Judith n'entend-elle pas Osias, prince du peuple d'Israël, s'écrier : Vous êtes celle que le Seigneur a bénie plus que toutes les femmes qui sont sur la terre?

« Inutile de multiplier ces citations; nous n'aurions évidemment que l'embarras du choix, car la Bible est pleine de faits semblables. Ceux-ci suffisent pour prouver amplement que, dans la pensée du législateur, le *non occides*, si souvent invoqué dans cette question, ne peut avoir le sens exclusif que lui prêtent les partisans de l'o-pération césarienne (1). »

Et tout d'abord, nous déclarons reconnaître avec M. Cazeaux que le précepte : *non occides*, ne doit point être pris à la lettre. La Théologie catholique l'admet parfaitement (2). Elle n'en-

(1) *Journal des Connaissances médico-chirurgicales*, 1852, pages 172 et 173.

(2) L'opinion qui condamnerait toujours, et sans ex-ception, l'action de tuer, ne saurait être acceptée. Elle serait renouvelée de certains hérétiques. « Nonnulli sto-fidè dixerunt, omnem omninò quorumcumque anima-lium ac brutorum occisionem, hoc præcepto (*non occides*) fuisse vetitam, prout de Manichæis refert D. Augustinus.

Alii extiterunt hæretici hanc prohibitionem ad omnem prorsus hominem extendentes. Ita ut nullum ex ipsis ex

tend pas donner à cette loi divine un sens absolu, et des difficultés portant sur la supposition contraire, auraient tout simplement le tort de ne reposer sur rien.

Tâchons donc, avant tout, d'apporter un peu de précision dans la discussion, et ne nous écartons pas du terrain sur lequel nous devons lutter, *à armes courtoises*, bien entendu, avec nos adversaires.

Si nous avions à déterminer les cas où le *non occides* nous défend d'ôter la vie à nos semblables, nous dirions que le cinquième commandement interdit cet acte toutes les fois qu'il a pour raison l'injuste ou le contraire au devoir (1). Mais, ici, tout commentaire relatif au texte *tu ne tueras pas*, est inutile, et les partisans

quâcumque causâ occidere, etiam auctoritate publicâ, esset licitum, prout refert Alphonsus à Castro libro undecimo, verbo *occidere*. (MAYOL. *Summæ Moralis Doctrinæ Thomisticæ circa Decalogum*; Expos. Quint. præcep. Decal.)

(1) Dicendum igitur est cum D. Thomâ 1-2, q. 100, art. 8 ad 3, quòd occisio hominis prohibetur hoc Decalogi præcepto, secundum quòd habet rationem *indebiti, seu injusti*. (MAYOL.)

de l'opération césarienne, auxquels M. Cazeaux
s'adresse, peuvent se borner à conduire leur
contradicteur en face de la règle contenue dans
le chapitre XXIII de l'Exode : « Insontem et
justum non occides, tu ne tueras pas *l'innocent
et le juste.* » C'est sur cette parole que nous
avons fondé le rejet du fœticide médical ; c'est
sur elle que nous avons basé tout notre travail ;
c'est sa clarté qu'il faut détruire pour ébranler
notre édifice.

Voilà le *champ clos* bien circonscrit. Entrons-y
maintenant, à la suite des arguments qu'on
nous oppose.

Moïse a tué un Egyptien qui maltraitait un
Hébreu. Nous ne l'ignorons pas. Mais nous vou-
drions bien qu'on nous fît voir, dans cette action, le meurtre d'un innocent.

Pour accuser Moïse, il faudrait prouver qu'il
fut coupable en prenant la défense d'un op-
primé ; que l'Egyptien, dans sa fureur, ne se
tourna pas contre celui qui mettait obstacle à
ses mauvais traitements ; en un mot, que l'homicide ne fut point ici le résultat d'une injuste
agression. On peut également croire que, dans

cette circonstance, le législateur des Hébreux agit par une inspiration divine (1).

Du reste, on n'attaque pas la conduite de Moïse ; loin de là, on veut qu'elle justifie celle du médecin tuant volontairement un innocent. Nous attendons qu'on nous montre la similitude qu'il y a entre ces deux conduites.

Nous arrivons à l'enfant d'Israël et à la femme madianite. L'un et l'autre ne nous paraissent pas plus innocents que l'Egyptien, et nous n'apercevons pas, dès lors, quelles conséquences on pourrait tirer du coup qui les frappa. Au surplus, quelle autorisation prétend-on faire sortir d'un acte divinement inspiré, et accompli dans le transport d'un saint zèle (2)?

Mais, « le législateur des Israélites n'ordonne-t-il pas à ses soldats le massacre des Madianites vaincus, massacre dont les filles vierges sont seules exceptées? » Mais, à notre tour, la nation madianite n'est-elle pas une coupable que l'on punit d'avoir voulu corrompre les Hé-

(1) V. Bergier, *Traité de la vraie Religion*, t. IV, p. 255; et S. Thomas, *Som. Théol.*, 2. 2., q. 60, art. 6.

(2) V. S. Thomas, *Som. Théol*, 2. 2., q. 60, art. 6

breux ? La rigueur employée à l'égard de cette
nation, se trouve en rapport avec la manière de
faire la guerre chez les anciens, et Dieu, qui est
le maître de toutes les vies, *innocentes ou coupables*, avait sans doute le droit de vouloir l'ex-
termination d'un peuple criminel. Il aurait
même pu ne pas excepter les filles vierges, leur
vie lui appartenait comme celle de leurs frères.
— Nous demandons ce que cette page de l'his-
toire des Juifs fournit pour légitimer la pratique
de l'embryotomie ou de l'avortement provoqué ?

Quant à la mort d'Holopherne, et à Judith
qui s'entend exalter par Osias, il nous suffira de
remarquer qu'il n'y a pas de comparaison possible entre un enfant renfermé dans le sein maternel, et le général assyrien, odieux par sa
férocité, qui avait accepté la détestable mission
de faire adorer son maître Nabuchodonosor. —
Nous ne voyons pas que, dans le trait de Judith,
il soit question de la mort d'un *innocent*.

Que si, — en dehors des objections de M. Cazeaux, — Abraham se disposant à sacrifier son
fils Isaac, se présentait à l'esprit de quelqu'un,

nous lui dirions avec saint Thomas d'Aquin :
« Dieu est le souverain maître de la vie et de
la mort ; c'est par sa volonté que meurent les
pécheurs et les justes. Ainsi donc, celui qui
tuerait un innocent par l'ordre de Dieu, serait
exempt de péché, tout comme Dieu lui-même,
dont il est le ministre et l'exécuteur ; et il
montre même qu'il craint Dieu en obéissant à
ses ordres (1). » — Nous pourrions ajouter ces
paroles de saint Augustin : « Quelquefois Dieu
ordonne le meurtre, soit par une loi générale,
soit par un commandement temporaire et particulier. Or, celui-là n'est pas moralement homicide, qui doit son ministère à l'autorité ; il
n'est qu'un instrument comme le glaive dont il
frappe. Ainsi n'ont-ils pas enfreint le précepte,
ceux qui, par l'ordre de Dieu, ont fait la guerre ;
ou, dans l'exercice de la puissance publique,
ont, suivant ses lois, c'est-à-dire suivant la volonté de la plus juste raison, puni de mort les
criminels : aussi n'accuse-t-on pas Abraham de
cruauté ; mais on loue sa piété, quand, meur-

(1) *Som. Théol.*, 2-2, q. 64, art. 6, traduction de F.
Lachat.

trier par obéissance, il veut frapper son fils (1). »

Nous avons cité le passage du rapport de M. Cazeaux, tendant à établir, par l'Ecriture elle-même, que le *non occides*, susceptible de certaines exceptions, n'était pas un obstacle à l'emploi du fœticide. Nous croyons avoir suffisamment détruit les prétentions de M. Cazeaux sur ce point. Mais notre tâche n'est pas finie, et nous allons retrouver notre adversaire muni de nouvelles objections qu'il nous faut également annihiler. Nous espérons parvenir, d'une manière complète, à ce résultat.

« Il en est de même, à notre avis, continue M. Cazeaux, du second précepte : *Non facienda mala ut eveniant bona.* Celui-ci, en effet, trouve un éclatant démenti dans ces saintes croisades qui, si longtemps, ont ensanglanté le monde, dans ces guerres reconnues légitimes par le pouvoir spirituel lui-même, bien qu'elles n'aient eu souvent qu'un prétexte futile ; dans ces exécutions capitales, enfin, que le magistrat reconnaît nécessaires pour rassurer la société ou

______

(1) *Cité de Dieu*, liv. 1, chap. 21, traduction de L. Moreau.

maintenir la tranquillité publique, et que le bourreau exécute sans scrupule.

« Tous les malheurs du champ de bataille sont, en effet, justifiés par le bien qu'ils produisent, et l'échafaud est bien moins une expiation qu'une leçon très-propre à garantir la société contre de criminelles agressions. Dans tous les cas : *Ut veniant bona.* »

Pour que les *malheurs du champ de bataille* formassent matière à difficulté, il faudrait que ces malheurs fussent un mal moral, un crime ; car, autrement, ils ne pourront nous montrer *une faute accomplie pour produire un bien*. Si la guerre, légitime et faite conformément au droit des gens, est autorisée par la loi divine ; si elle est permise à l'homme ; si elle ne lui est pas indiquée comme un acte criminel, nous confessons humblement notre incapacité à découvrir en elle la violation du principe : *Non sunt facienda mala ut eveniant bona.* Or, où a-t-on vu que la guerre fût toujours une action illicite ? Nous l'ignorons (1). Mais, au contraire, nous

(1) Il ne sera peut-être pas inutile de faire observer que, dans une guerre légitime, on ne tend jamais direc-

savons que « le soin de l'Etat étant confié aux princes, c'est à eux qu'il appartient de défendre l'intérêt public, soit de la cité, soit du royaume, soit de la province qui est placée sous leurs ordres ; et comme ils le défendent licitement par le glaive matériel contre les perturbations du dedans, lorsqu'ils punissent les malfaiteurs, d'après ces paroles, *Rom.* XIII, 4 : *Ce n'est pas en vain qu'il porte l'épée ; car il est le ministre de Dieu, et l'instrument de sa colère pour punir celui qui fait de mauvaises actions* ; de même aussi il leur appartient de défendre l'Etat par le glaive de la guerre contre les ennemis du dehors (1). » Donc, la guerre peut être licite, et elle n'est nullement alors une violation du principe de saint Paul.

M. Cazeaux regarde les croisades comme souvent fondées sur un prétexte futile. — Nous

tement à tuer des innocents. En effet, la guerre étant supposée juste, les ennemis, qui défendent une cause injuste, sont toujours coupables, *au moins matériellement.*

(1) S. Thomas, *Som. Théol.*, 2. 2., q. 40, art. 1, traduction de F. Lachat.

nous bornerons à lui répondre que si la Papauté a appelé aux armes l'Europe chrétienne, si elle a approuvé ces grandes entreprises dirigées contre l'Islamisme, c'est que, sans doute, elle a vu de justes motifs pour autoriser la marche des croisés contre les enfants de Mahomet (1).

L'autorité spirituelle a jugé légitimes les expéditions auxquelles sont accolés les noms d'un Bernard, le dernier Père de l'Église, et d'un Louis IX, cette sainte gloire de la monarchie française. Nous n'examinerons pas après elle.

Les croisades, — guerres licites, — ne sauraient donc constituer un mal fait pour en retirer un bien.

Que dirons-nous maintenant des exécutions capitales reconnues nécessaires par le magistrat et accomplies par le bourreau? — Nous dirons que ces exécutions (justement ordonnées par le pouvoir qui a droit de le faire), sont parfaitement permises, et que, pas plus que la guerre, on ne peut les considérer comme une exception

(1) Un concile général a fait aussi entendre sa voix. Le premier de Lyon (1245), décerna de secourir la Terre-Sainte par une croisade.

apportée au *non sunt facienda mala ut eveniant bona.*

On s'est élevé contre la peine de mort. Nous le savons ; et quelqu'un de nos lecteurs va peut-être se demander si nous sommes réellement en possession de la vérité, quand nous affirmons que l'autorité publique a le droit de détruire une vie criminelle : quand nous venons préten-dre que Dieu a remis entre ses mains, un glaive chargé d'abréger les jours du malfaiteur.

Il ne faut que remonter de quelques lignes dans ce petit travail, pour rencontrer un passage de saint Thomas, rendant témoignage sur ce point, à la saine doctrine. Il contient un texte sacré qui résout assez clairement la question Cependant, nous reproduirons encore cette autre parole de la Sainte Écriture : « Maleficos non patieris vivere, *vous ne laisserez pas vivre les malfaiteurs* (1) ; » puis, nous irons demander à la grande lumière de l'École, d'éclairer un peu, pour nous, ce sujet, et de nous faire sai-sir la convenance et la raison de cette terrible

_______

(1) Exod., xxii, 18.

mesure prise quelquefois par la justice humaine.

Celui dont un homme célèbre de notre temps a dit : « Au-delà des efforts de son raisonnement, c'est la *vision* des choses dans le ciel, » saint Thomas d'Aquin s'exprime ainsi : « ..... Il est permis de tuer les animaux privés de raison, comme étant destinés par la nature à l'usage de l'homme, dans ce sens que l'imparfait est subordonné au parfait. Or ce genre de relation existe entre la partie et le tout ; l'existence de la partie est ainsi subordonnée à celle du tout. Aussi voyons-nous que dans les cas où la conservation du corps humain exige le retranchement d'un membre, parce que ce membre sera gangrené et pourrait communiquer la gangrène aux autres, on n'hésite pas à le retrancher. Mais tout individu est par rapport à la communauté comme la partie par rapport au tout. Si donc un homme est dangereux pour la communauté, et tel que son péché devienne contagieux pour les autres, c'est une mesure louable et salutaire de le frapper de mort, afin de pourvoir ainsi à la conservation du bien commun. *Un léger ferment corrompt toute la masse,* dit l'apôtre saint Paul, I *Cor.*, v, 6 (1). »

Nous entendons l'Ange de l'Ecole accepter comme légitime le retranchement d'un membre gangrené. Or, de cette légitimité même, naît une objection.

On a dit : En prenant à la lettre la maxime de saint Paul, l'amputation d'un membre, pratiquée pour sauver le corps, devient illicite ; car, dans cette opération, on fait *un mal* pour procurer *un bien* (2).

Si l'on comprend par *mal*, la souffrance résultant de l'opération, l'objection tombe d'elle-même ; car nous ne supposons pas que l'Apôtre des Gentils ait voulu, dans sa lettre aux Romains, parler de *douleurs physiques.* Une pareille interprétation serait insoutenable, et l'on admettra sans difficulté, que dans le texte *non faciamus mala ut veniant bona,* le mot *mala* signifie *choses mauvaises* et *illicites.*

Si l'on entend que l'amputation d'un mem-

(1) *Som. Théol.*, 2. 2. q. 64. art. 2. traduct. de F. Lachat.

(2) *Annales de la Société de Médecine d'Anvers,* XIII<sup>e</sup> année, p. 126 et 127.

bre est un acte coupable, on se trompe, en ne distinguant pas. — Cette affirmation est vraie quand on a en vue une mutilation que ne demande pas le salut du corps ; et cela, parce que nous ne sommes point les maîtres de nos membres, mais seulement leurs gardiens. — Elle est fausse quand la mutilation est exigée pour la conservation du corps, et cela, parce qu'il est de l'office d'un gardien de faire les choses utiles et que réclame ce dont il a l'administration.

Couper un membre, de même que tuer un homme, ne constituent pas des actes intrinsèquement mauvais. Ils sont coupables ou non suivant les circonstances ; tandis que le meurtre d'un innocent est une chose *absolument* illicite.

Lorsqu'on tend à sauver la vie, l'amputation est bonne, et ne peut conséquemment embarrasser en rien (1). — Passons.

(1) On nous permettra de rapporter quelques lignes du P. Gury (*Comp. Theol. moral.*, Tract. de præcept. Decal.) : « Non licet se mutilare nisi ad conservationem totius corporis sit necessarium, quia homo non est mem-

Il existe une maxime qui enseigne que *ne pas sauver, c'est tuer. Occidit qui non servat.* D'un autre côté, saint Ambroise a écrit ces paroles : *Hoc est occidere hominem, vitæ ei subsidia denegare  On tue l'homme auquel on refuse les secours que demande la conservation de sa vie.* Mais alors, ne pas employer un moyen qui peut sauver la mère, c'est la tuer ; c'est être homicide.

Pour faire disparaître l'hésitation produite par ces sentences, il faut tout simplement les compléter, et rétablir par la pensée, une phrase qui se supplée, une condition sous-entendue dont les esprits justes apprécieront immédiatement la nécessité. On est homicide, on tue son semblable, en refusant de le secourir, de le sauver, *alors qu'on est libre et qu'il est permis d'agir.* Voilà une restriction que commande la plus simple réflexion, et c'est bien là ce que saint Ambroise professe, lui qui a formulé ce principe : « Si alteri subveniri non potest, nisi alter lædatur, commodiùs est neutrum juvare.

brorum suorum dominus, sed custos tantum : quidquid enim est, totus a Deo est ; nec aliud dominium in corpus suum nisi utile seu indirectum habet. »

Si l'on ne peut secourir quelqu'un sans nuire à un autre, il vaut mieux ne venir en aide à aucun des deux (1). »

M. le D^r Ph. J. Van Meerbeeck rapporte deux passages de Pères de l'Eglise, saint Augustin et saint Grégoire, dans sa dissertation sur la question : *Y a-t-il des circonstances qui peuvent légitimer l'avortement provoqué* (2)?

(1) V. la décision des docteurs en théologie de la Faculté de Paris, rapportée plus haut. — Quelquefois même, avec la liberté et la permission d'agir, on n'est pas tenu de le faire. C'est au moins l'opinion du cardinal Gousset, comme l'enseigne ce passage de sa *Théologie morale* (10^e édit., t. 1, p. 277) : « Dans toutes les circonstances où il est permis de tuer un injuste agresseur pour ce qui nous regarde personnellement, on peut aussi le faire pour la défense du prochain...... Mais y est-on obligé? Nous ne le pensons pas, à moins qu'il ne s'agisse de défendre un père, une mère, une épouse, un enfant, un frère ; ou un prince, un magistrat, ou toute autre personne vraiment utile au bien public. »

(2) *Annales de la Société de Médecine d'Anvers*, livraison de mars 1852. — Dans ce travail, M. Van Meerbeeck déclare que c'est « à l'autorité spirituelle qu'il appartient de trancher la question ; c'est sa décision qui servira de règle de conduite à l'accoucheur chrétien et catholique. »

Ces deux textes n'ont, évidemment, aucun rapport avec ce qui nous occupe, et nous ne les citerons pas. — Pour qu'on pût essayer de les appliquer à notre sujet, il faudrait, avant tout, que le médecin qui s'abstient de délivrer une femme, par l'avortement ou l'embryotomie, dût être considéré comme coupable d'une faute. Or, bien loin qu'il en soit ainsi, il ne fait qu'accomplir un devoir. Placé entre le bien (l'abstention) et le mal (le fœticide), il n'a pas à balancer : il se tourne vers le bien et repousse le mal.

Nous parvenons, enfin, à certaines paroles écrites par Tertullien, et que l'on peut invoquer en faveur de l'embryotomie.

Dans son traité de l'Ame, le célèbre auteur de l'Apologétique dit qu'une cruauté *nécessaire* fait tuer le fœtus dans la matrice, quand une position oblique empêchant la parturition, l'enfant, à moins qu'il ne périsse lui-même, va devenir le meurtrier de sa mère (1). — Voilà le fœticide médical présenté comme une cruelle

(1) V. le texte de Tertullien, rapporté dans le D<sup>r</sup> Villeneuve, *De l'Avortement provoqué*, etc., p. 5.

nécessité. Il semble dès lors que le docteur africain doive, au moins, en tolérer l'usage.

Philippe Peu (*Prat. des Acc.*, 1694, p. 371), pense que Tertullien exprime une doctrine des païens de son époque, plutôt qu'une opinion personnelle (1).

Il est inutile de rechercher le plus ou moins de probabilité dont ce sentiment peut s'entourer. Nous n'avons besoin, pour ôter toute force aux paroles de Tertullien, que de rappeler sa malheureuse chute. On sait que cet esprit ardent s'engagea, à une certaine époque de sa vie, dans l'hérésie des Montanistes, et rien ne nous apprend qu'il soit rentré, avant sa mort, dans le sein de l'Église. Or, le traité de l'Ame est postérieur à son déplorable égarement ; il ne peut donc nous offrir un témoignage influent, et toute objection, fournie par lui, demeure sans poids et sans valeur. « Les livres absolument hérétiques *(de Tertullien)* sont ceux de la Monogamie, qui condamnait les secondes noces ......; et celui de l'Ame, plein de paradoxes également

(1) V. *De l'Avortement provoqué*, etc., p. 5.

faux et ridicules (HENRION, *Hist. gén de l'Eglise*, 6ᵉ édit., t. 1, p. 241 et 242). » —Que peut-on fonder sur un pareil livre ?

Nous venons de voir l'enfant réputé quelquefois *matricide*. On peut faire naitre de cette idée tout un système pour justifier l'embryotomie et l'avortement provoqué. « Ce système, dit M. le Dʳ Hubert, tend à placer la femme en état de légitime défense et à assimiler le médecin à l'individu qui, dans cet état, vient au secours d'autrui......... Nous ne le cachons point, il a, pendant un certain temps, ébranlé notre conviction, et ce n'est qu'après y avoir longuement réfléchi que nous croyons être parvenu à en découvrir les vices (1). »

Il nous sera facile de renverser des prétentions qui ont le tort de s'appuyer sur une base inacceptable.

Pour qu'on pût tenir compte de ce nouvel essai de justification, il faudrait admettre un droit nous donnant généralement pouvoir de

(1) *De l'Avortement médical*, par le Dʳ L. J. Hubert, membre correspondant de l'Académie royale de Médecine de Belgique, professeur à l'Université de Louvain, p. 26.

tuer tout homme qui nuit à notre vie. Or, ce droit n'existe pas, et nous nous élevons formellement contre la supposition contraire.

Ira-t-on dire, par exemple, que le condamné à mort fait un acte légitime, en massacrant le gendarme qui met obstacle à son évasion, ou le bourreau, qui va faire tomber sur sa tête, le glaive de la justice? — La barque qui nous porte menace de sombrer; je vous tue, et votre corps sans résistance, est jeté en dehors de l'embarcation. — Naufragés sur un roc isolé, nous n'avons qu'un peu de pain pour nous nourrir. Si j'étais seul, ce peu de pain suffirait peut-être pour m'empêcher de mourir avant l'arrivée d'un secours espéré. Je vous tue; et, au besoin j'irai jusqu'à chercher dans le repas de l'anthropophage la prolongation d'une existence que je vous devrai à double titre — Tout cela me répugne, mais que voulez-vous? votre mort était nécessaire à ma vie!

A-t-on bien réfléchi sur les conséquences possibles de cette latitude accordée à la loi de la nécessité, et allant jusqu'à l'atteinte portée à la vie de son semblable? « … . Quant à moi, j'hésiterais fort à prendre pour compagnons de voyage des personnes trop pénétrées des droits qu'elle est supposée leur conférer (1). »

Qu'on le sache bien : il ne nous est permis de tuer un homme, pour la conservation de notre vie, que lorsque cet homme est un *injuste* agresseur. — Il faut, bien entendu, que nous agissions alors suivant les bornes d'une juste défense, *cum moderamine inculpatæ tutelæ*; ce qui revient à dire qu'on ne doit faire « éprouver à l'agresseur que le mal nécessaire pour éviter le sien propre (Mgr GOUSSET). »

Maintenant prétendra-t-on que le fœtus est un injuste agresseur ? — Une pareille thèse ne saurait être présentée, et jamais on ne pourra soutenir que l'enfant, dans les circonstances où l'on propose le fœticide, commet une action injuste et illicite.

Un acte injuste est celui qui est contraire aux lois de la justice; or nous ne sachions pas que ces lois aient jamais interdit au fœtus de naître chez une femme dont le bassin est trop

(1) Discours prononcé par M. Bégin à l'Académie de Médecine, le 16 mars 1852.

étroit, et de déterminer pendant la gestation, des vomissements incoercibles ou des hémorrhagies que rien ne peut arrêter. En pareil cas, la femme est dans une position malheureuse autant qu'on le voudra, mais évidemment ses droits ne sont pas lésés. Les anomalies de son état sont déplorables ; voilà tout.

Dans tout acte injuste, l'auteur de cet acte fait ce qu'il n'a pas le droit de faire : en d'autres termes, il dépasse la ligne tracée par ses droits. « Lorsque les sphères individuelles sont bien distinctes et indépendantes, l'homme ne peut empiéter sur celle du prochain sans sortir de la sienne propre, et l'agression, si elle a lieu, présente sûrement les caractères de l'injustice. Ainsi, l'assassin, le fou furieux, en nous frappant, commettent un acte injuste, parce qu'ils compromettent notre existence, en même temps qu'ils sortent de la sphère de leurs droits.

« Mais l'enfant qui se développe dans le sein de sa mère n'est pas dans les mêmes conditions, car si on lui reconnaît un seul droit, ce doit être, avant tout, celui de vivre et de se développer conformément aux lois de sa nature.

A ce point de vue, son développement ne peut donc être considéré comme un acte injuste, et s'il constitue un mal, c'est un mal de force majeure, sans moralité aucune (1). »

Personne ne contestera, pensons-nous, l'exactitude de cette assertion : la vie et le développement du fœtus suivant les lois de sa nature ne sauraient constituer un acte injuste commis par ce fœtus. Autant vaudrait soutenir que l'homme atteint d'une maladie contagieuse viole, par cela même, les droits de ceux qui l'entourent, et que son mal présente le caractère d'une chose illicite.

Mais si le mode d'exister de l'enfant, si sa position, ne peuvent jamais être qualifiés d'actes outre-passant ses droits, comment et à quel titre métamorphoserait-on cet enfant en injuste agresseur ? Comment et à quel titre userait-on vis à vis de lui des pouvoirs que confère la légitime défense ?

Nous venons de voir M. le D<sup>r</sup> Hubert regarder le fou furieux comme capable de commettre

(1) *De l'Avortement médical*, par le D<sup>r</sup> L. J. Hubert, etc., p. 28

une injustice. On nous dira :—Ne comprenez-vous pas que le fou est sans liberté pour l'accomplissement de ses actes ; qu'il est dans une situation morale analogue à celle de l'enfant ; et que dès lors s'il est permis de repousser l'agression du premier, en le tuant, il doit l'être également de se défendre dans la même mesure contre le second ?—Voici notre réponse :

Le fou n'est pas *coupable* d'injustice, soit ; mais au point de vue *matériel*, son acte est injuste, puisqu'il se trouve en dehors des droits qu'a l'homme vis à vis de son prochain. Il y a donc ici un injuste agresseur, *matériellement* parlant, ce qui ne peut être dit quand il est question du fœtus.

Au surplus, on ne doit pas ignorer que les droits de la défense ne sont pas complètement égaux quand il s'agit de repousser l'attaque d'un fou, ou celle d'un homme maître de sa conduite. Si la théologie permet d'aller jusqu'à tuer le premier, elle apporte pourtant une restriction à cette permission, et veut qu'on s'abstienne, dans le cas où l'on saurait que l'insensé est en état de péché mortel. La charité exigerait alors le sacrifice d'une vie temporelle qui ne serait conservée qu'au prix de la vie spirituelle de l'homme dont l'agression n'est pas volontaire (1).

Nous n'abandonnerons pas cette théorie qui transforme l'enfant en ennemi justement immolé par sa mère, sans signaler une erreur enseignée au dernier siècle par la Faculté de théologie de Paris.

Dans une délibération datée du 30 mars 1733, et signée A. Lemoine, L. de Romigni, et De Marcilly, on trouve le passage suivant (2) :

(1) Le P. Gury résout ainsi la question : « An tibi liceat occidere ebrium vel amentem aggressorem ?

— « R. *Affirm. probabilius*, nisi tibi constet eum in statu peccati mortalis versari ; ratio est quia quamvis ebrius vel amens non sit aggressor tuus *formaliter* injustus, est tamen *materialiter* injustus, et tu jus tuum servas vim vi repellendo. Quod si certo scias eum in statu peccati lethalis versari, salutem ejus æternam vitæ tuæ temporalis conservationi præferre debes. Secus autem, si sui ipsius compos esset ; proprium enim malum ipsi foret imputandum. (*Compend. Theol. moral.*, Tract de præcept. Decal.) »

(2) Voir l'*Abrégé de l'Embryologie sacrée*, etc., par M. l'abbé Dinouart, 2ᵉ édit., p. 471 et 472.

« Si l'on n'a égard qu'à la justice, l'on peut sacrifier la vie de l'enfant pour sauver la mère ; mais la charité demande que la mère préfère le salut de son enfant à sa propre vie, si on ne peut qu'aux dépens de la vie de la mère procurer le baptême à l'enfant. Nous avons tous droit de conserver la vie que Dieu nous a donnée, et nous pouvons, pour nous mettre à l'abri du danger de la perdre, repousser celui qui voudrait nous la ravir. Saint Thomas, *2ᵈ 2ᵃᵉ q. 64, art. 7*, et la foule des théologiens l'enseignent, *Cabassutius Juris Canon. lib. 5, cap. 19, art. 24.* Ces principes supposés, comme l'enfant serait la cause de la mort de la mère, si on ne s'y opposait, il serait permis de se servir de tout moyen propre, même en exposant l'enfant à une mort certaine ; l'on ne peut opposer à cela que l'enfant est innocent, et qu'on ne doit pas lui imputer le danger auquel sa mère est exposée. L'innocence de l'enfant ne prive point la mère de son droit, par lequel elle peut demander que l'on se serve de tou moyen convenable pour sa propre conservation. Mais pour suivre cette doctrine dans la pratique, il ne faut avoir égard qu'à la justice ; car la charité demande que l'on préfère la vie spirituelle d'un enfant, que l'on suppose être dans un danger évident de ne point recevoir le baptême, à la vie temporelle de la mère, comme un bien beaucoup inférieur au salut éternel de l'enfant, comme le dit saint Thomas, *2ᵈ 2ᵃᵉ q. 26, art. 5.* »

Ce passage contient une doctrine erronée, puisque d'après lui, *à ne s'en tenir qu'à la justice,* on pourrait immoler l'enfant pour le salut de la mère ; ce qui est certainement un principe hétérodoxe.

Les signataires de la consultation de 1733 se sont égarés faute d'avoir su distinguer entre la cause *innocente* et la cause *injuste* d'un péril ou de la mort. Ils ont transporté à l'enfant innocent, ce qui ne peut être appliqué qu'à l'injuste agresseur.

Nous nous sommes assez étendu sur ce sujet, pour n'avoir pas besoin d'y revenir. Il nous suffira de faire remarquer que saint Thomas ne saurait être invoqué en faveur d'une doctrine dont la fausseté est manifeste. Il est bien vrai qu'à l'article cité (*2. 2. q. 64, art. 7*), le saint docteur enseigne que celui qui tue quelqu'un pour défendre sa vie n'est pas coupable d'homicide ; mais l'Ange de l'Ecole n'a évidemment en vue que la défense contre un injuste agresseur. Ce qui le prouve sans réplique, et condamne, en même temps, l'insoutenable opinion émise au dernier siècle, c'est l'article précédent de la même question. Si les théologiens de la Faculté de Paris, de 1733, avaient pris en considération cet article de la *Somme théologique*, ils eussent reconnu que, pour son auteur, *tuer un innocent n'est permis en aucune façon* : « Nullo modo licet occidere innocentem (1). » — Ils auraient compris, par suite, combien leur manière de voir était loin de pouvoir s'autoriser du Docteur angélique qui la proscrit, tout au contraire (2).

(1) 2. 2., q. 64, art. 6.

(2) M. le D' Villeneuve s'est trompé en supposant les principes du R. P. Debreyne identiques à ceux des docteurs de Sorbonne du siècle dernier. Qu'il substitue à la décision de la Faculté de théologie de Paris, de 1733, celle des docteurs de la même Faculté, de 1648, et il aura la doctrine à laquelle adhère l'auteur de l'*Essai sur la Théologie morale*, etc.

Nous sommes heureux de pouvoir citer, relativement à ce sujet, quelques lignes émanant d'une plume médicale. Voici comment M. le docteur Labouverie s'exprime sur ce point :

« M. Leménant recommande à mes méditations un passage de l'ouvrage de M. Dinouart, où les docteurs de la Faculté de théologie de Paris, en 1733, donnent leur avis sur le point dont il est ici question :

« La méditation n'a pas été longue, en voici le résultat : Lesdits théologiens, après avoir posé en principe que, si l'on n'a égard qu'à la justice, on peut sacrifier la vie de l'enfant pour sauver la mère, citent la proposition de saint Thomas, enseignée aussi par la foule des théologiens : que nous avons le droit de conserver la vie que Dieu nous a donnée, et que nous pouvons, pour nous mettre à l'abri du danger de la perdre, repousser celui qui voudrait nous la ravir ; et disent, *ces principes étant supposés* : Comme l'enfant serait la cause de la mort de la mère si on ne s'y opposait, il serait permis de se servir de tout moyen propre, même en exposant l'enfant à une mort certaine. Ils ne veulent pas tenir compte de l'innocence de l'enfant et qu'on ne peut lui imputer le danger auquel sa mère est exposée. L'innocence même de l'enfant, selon eux, ne prive pas la mère de son droit, pour lequel elle peut demander que l'on se serve de tous les moyens convenables pour sa propre conservation.

« Qui ne voit tout d'abord que ces théologiens admettent en principe ce qui est en question, savoir, qu'il y a justice de sacrifier la vie de l'enfant pour sauver la mère? Du moment que ceci est admis, il n'y a pas besoin d'aller plus loin, tout est dit, et le reste est du verbiage. Il n'est pas besoin de citer saint Thomas et la foule des théologiens qui ne disent nullement cela, mais seulement qu'on peut repousser par la violence celui qui voudrait nous ravir la vie. Encore faudrait-il ajouter *injustement*, car il n'est pas permis au condamné de tuer le bourreau qui va lui trancher la tête.

« Ce n'est pas par le fait de sa volonté que l'enfant se trouve placé dans le sein de sa mère et que la vie de celle-ci se trouve exposée, mais bien par suite d'un acte de la volonté de la

mère elle-même, et en s'exposant à la conception elle a accepté toutes les conséquences qui
pourraient en résulter pour sa vie, sans acquérir,
en aucune façon, le droit de mort sur son enfant.

« Je tiens pour complètement erronée la
doctrine de ces théologiens sur ce point, et je
reconnais que j'ai eu tort d'opposer à M. Leménant toute doctrine émise dans le livre de
l'abbé Dinouart, puisque celle-là s'y trouve.

« Je répète, en terminant, avec le docteur
Debreyne, qui, lui aussi, est quelque peu théologien : « *Non sunt facienda mala ut eveniant*
« *bona*. Or l'infanticide étant un mal *intrinsè-*
« *que, essentiel*, il s'ensuit que *dans aucun cas*,
« il ne peut être permis. Les préceptes de la
« loi naturelle ne souffrent *jamais* de dispense ;
« dans *aucune circonstance* il ne peut être permis
« de tuer volontairement un être innocent. »

« Cela est clair, rigoureux, sans réplique (1). »

Notre travail s'arrête ici. Nous demandons à
Dieu de le faire puissant pour éclairer quelques
médecins de *bonne volonté*.—Nous disons *quel-*

____

(1) *Revue de Thérapeutique médico-chirurgicale*. 1855,
p. 513 et 514.

*ques médecins*, car nous n'avons pas la préten-
tion d'être lu d'un grand nombre, et nous savons que ce petit opuscule, écrit par une plume
sans autorité et sans nom, passera inaperçu
pour la plupart. Nos lecteurs seront rares ; mais
au moins qu'ils parcourent ces pages avec un
esprit sincèrement désireux de connaître la vérité ! Cette vérité, nous espérons l'avoir dégagée
de ses voiles.

Nous avons renversé les objections élevées
contre elle ; et, debout sur un piédestal formé
de difficultés résolues, elle se montre mieux à
l'œil qui la cherche et demande à la voir.—
Qu'on regarde donc en face la saine morale ;
puis qu'on l'accepte, sans se laisser aller à des
hésitations qu'aucun motif ne saurait autoriser.

Que si vous êtes seul à défendre la cause de
la justice, cette cause n'en sera pas moins sacrée, et, en déplorant l'erreur de vos confrères,
vous devrez demeurer l'inébranlable champion
du bien et du vrai.

Que si on vous présente le sentiment ou la
pratique de telle ou telle sommité médicale,
vous invoquerez le témoignage de M. P. Dubois,

pour répondre qu'il s'agit d'une question toute morale, et non, à proprement parler, d'obstétrique ou de chirurgie (1).

Que si encore on vous montre la conduite des *accoucheurs d'un pays voisin, non moins éclairé et non moins moral que le nôtre* (2), vous emprunterez les paroles de M. le professeur Villeneuve, pour demander « que l'on ne vienne pas de grâce nous opposer la pratique des accoucheurs anglais . . . . . . . . . . . . . . . . . . . . . . . . . .

. . . . . . ils ont le malheur d'être trop conséquents avec leurs idées religieuses qui, au lieu de s'appuyer sur le fondement inébranlable du principe essentiellement conservateur de l'autorité, ne reposent que sur le sable mouvant de la liberté d'examen. . . . . . (3). »

(1) V. la séance de l'Académie de Médecine, du 2 mars 1852.

(2) Rapport de M. Cazeaux à l'Académie de Médecine, le 10 février 1852

(3) *De l'Avortement provoqué*, etc., par M. le D<sup>r</sup> Villeneuve, professeur à l'Ecole préparatoire de Médecine, chirurgien en chef de l'hospice de la Maternité de Marseille, professeur de l'Ecole d'accouchement des Bouches-du-Rhône, etc., p. 35 et 36.

Enfin,—et nous terminons par là,—vous oublierez les leçons de l'École qui ne peuvent s'harmoniser avec les leçons du Catholicisme. Sans doute vous conserverez le respect dû à la science de professeurs éminents, d'hommes dont vous pouvez aimer à vous dire élève, mais vous vous rappellerez toujours que l'on doit tout sacrifier à la vérité, même les sentiments d'admiration dont on entoure la chaire d'un maître : *amicus magistri, sed magis veritatis.*

# NOTE



## SUR L'OPÉRATION CÉSARIENNE

Nous ferons remarquer d'abord, qu'on doit pratiquer l'opération césarienne *seulement* dans les cas où existent des chances de succès. M<sup>gr</sup> Bonvier dit que si la femme était tellement affaiblie par les souffrances, qu'elle fût incapable de supporter cette cruelle opération, il ne serait pas permis de l'entreprendre par intérêt pour l'enfant, parce que ce serait tuer la mère, et qu'on ne doit jamais faire un mal pour obtenir un bien (1).

Nous allons, maintenant, donner un aperçu des résultats de l'hystérotomie, par rapport à la femme. Cet aperçu détruira, peut-être, plus d'une idée exagérée et préconçue, relativement aux dangers que présente l'opération césarienne. C'est là le but auquel nous tendons.

Suivant Kayser, on ne sauve que 21 femmes sur 100; mais d'autres auteurs nous fournissent des re-

(1) V. l'*Essai sur la Théologie morale*, etc., par le R. P. Debreyne. 4ᵉ édit., p. 228.

levés plus satisfaisants. Ainsi, — toujours sur cent femmes, — on en sauve :

D'après Simonart,          41 ;
   —    Baudelocque,     42 ;
   —    Michaëlis,         44 ;
   —    Velpeau,           45 ;
   —    Sprengel,          58 (1).

M. J. P. Hoebeke a sauvé 11 femmes sur 16 ; et M. J. Bosch a réussi 4 fois sur 5 (2).

M. le Dr Villeneuve a lu toutes les observations d'opération césarienne qu'il a pu trouver dans les principaux journaux de médecine. Il a consulté minutieusement la *Gazette des Hôpitaux*, les *Archives générales de Médecine*, le *Journal des Connaissances médico-chirurgicales*, la *Gazette médicale de Paris* et le *Bulletin de Thérapeutique* ; il s'est surtout appliqué à passer en revue toutes les observations d'opérations césariennes qui ont été faites depuis le commencement du XIXe siècle, en France, en Allemagne, en Italie, en Amérique et en Angleterre. Or, voici ce qui

(1) V. *De l'Avortement médical*, par le Dr L. J. Hubert, membre correspondant de l'Académie royale de Médecine de Belgique, professeur à l'Université de Louvain, p. 5.

(2) *Id.*, p. 6. — d'après les Mémoires de chirurgie et d'obstétricie de M. J. P. Hoebeke. Bruxelles, 1840, p. 47, et le Bulletin de l'Académie de Médecine de Belgique, t. IX, n° 7, p. 483.

ressort de ses recherches, par rapport aux femmes.

En France, sur 30 femmes, 20 ont été guéries. Parmi ces 20 femmes, 18 ont été opérées une seule fois, une, deux fois, et une, cinq fois.

En Allemagne, sur 25 femmes, 14 ont guéri. Sur ces 14 femmes, 13 ont subi la gastro-hystérotomie, et une, la gastrotomie. Les 13 premières ont fourni 18 opérations césariennes ; 10 n'ont été opérées qu'une seule fois ; 2 ont été opérées chacune 2 fois ; une a été opérée 4 fois.

En Italie, sur 4 femmes, 3 ont guéri.

En Amérique, sur 9 femmes, 2 ont eu un sort inconnu, et 5 ont guéri. Parmi ces cinq femmes, une a été opérée six fois avec succès, et est morte la septième fois ; une autre a subi deux fois l'opération.

En Angleterre, on trouve un seul cas d'opération césarienne. La femme a survécu et est redevenue enceinte (1).

M. le D{sup} Chrestien, professeur agrégé à Montpellier, a recueilli, de 1839 à 1848, 31 cas d'opération césarienne. Sur ces trente-et-une opérations, il y a eu 24 succès pour la mère. Sauf un ou deux cas, tous ces succès ont été obtenus dans des villes moyennes ou grandes, et par des médecins renommés. (V., dans la *Revue médicale*, etc., n° du 15 avril 1855, le Mémoire sur l'opportunité et la simplification de l'opération

(1) V. *De l'Avortement provoqué*, etc., par M. le D{sup} Villeneuve, etc., p. 102 et suivantes.

césarienne, par M. Lebleu, D. M. P., chirurgien en chef de l'hospice civil de Dunkerque.)

Les chiffres que nous venons de citer prouvent qu'on peut, en pratiquant l'hystérotomie, agir avec une espérance légitime et fondée de sauver la femme que l'on opère. — Maintenant, que l'on nous permette, en finissant, de reproduire quelques lignes prises dans la *Revue médicale* (n° du 15 mai 1855) : « L'opération césarienne gagne du terrain tous les jours. Le *Moniteur*, l'*Union*, la *Revue*, la *Gazette des Hôpitaux* et puis bientôt tous les autres vont se trouver unanimement saisis du même sentiment d'horreur pour la céphalotripsie. . . . . . . . . . . . . . . . . . . . . . . . . . . . Les mémoires de gastrotomie se suivent et se ressemblent ; il y a presque autant de succès que de revers, ce qui est très-beau ; et le jour est proche où la demande à l'autorité d'une maison hors de Paris pour recevoir les femmes condamnées à l'opération par l'accoucheur, sera prise en considération. Honneur à M. Villeneuve, de Marseille, à qui revient la priorité de l'idée ; honneur au *Moniteur des Hôpitaux*, qui l'a, dit-il, proposée le premier. »